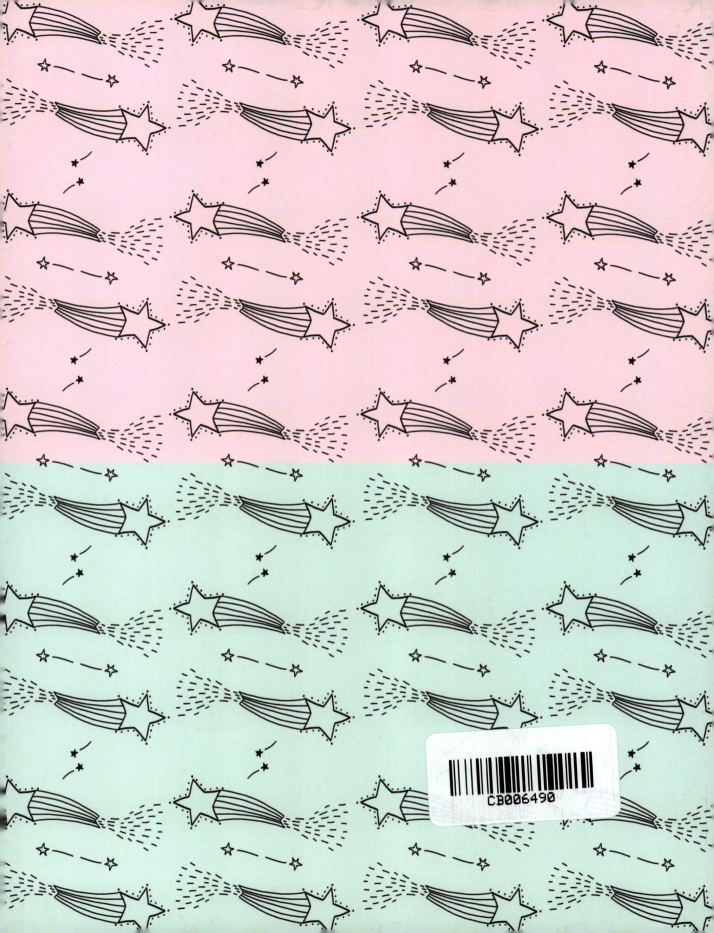

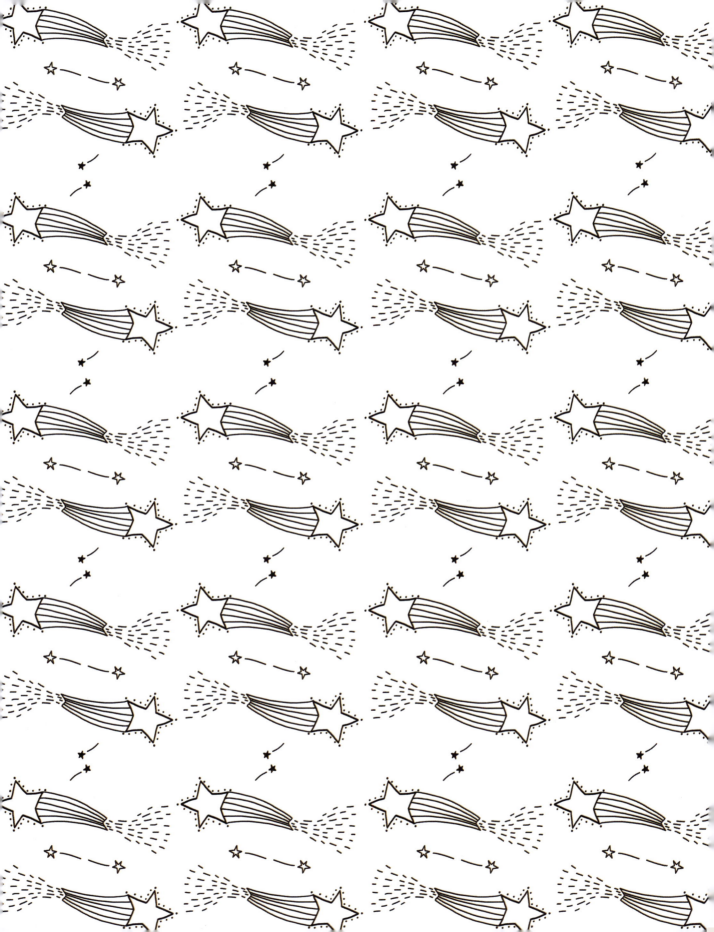

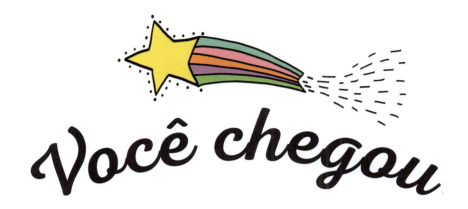

Você chegou

SUA PRIMEIRA FOTO
COLE AQUI

NOME:

DIA: HORA:

CIDADE: LUGAR:

PESO: TAMANHO:

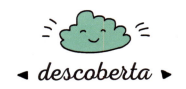

◄ *descoberta* ►

QUANDO SOUBEMOS:

A PRIMEIRA COISA QUE COMPRAMOS PRA VOCÊ:

AS MELHORES REAÇÕES DE OUTRAS PESSOAS:

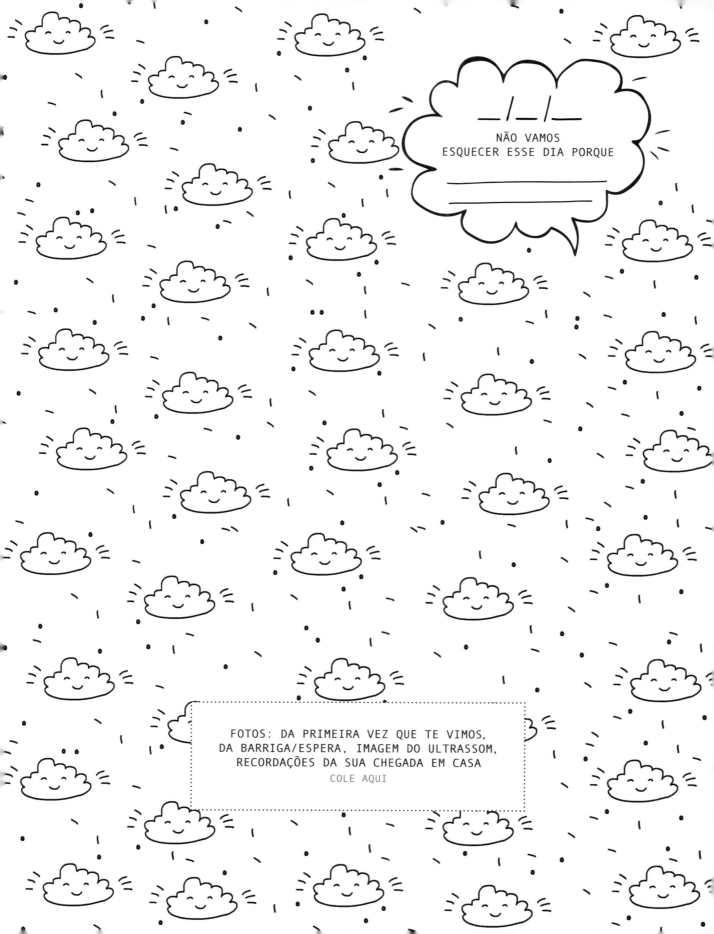

___/___/___

NÃO VAMOS ESQUECER ESSE DIA PORQUE

FOTOS: DA PRIMEIRA VEZ QUE TE VIMOS, DA BARRIGA/ESPERA, IMAGEM DO ULTRASSOM, RECORDAÇÕES DA SUA CHEGADA EM CASA
COLE AQUI

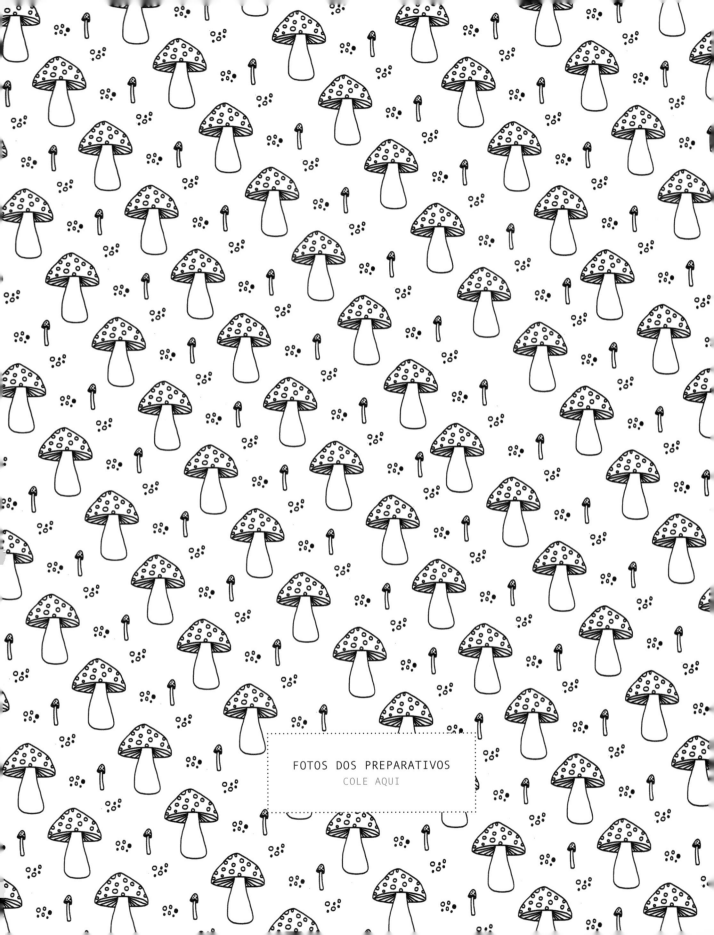
FOTOS DOS PREPARATIVOS
COLE AQUI

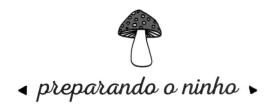

◀ preparando o ninho ▶

ESPERANDO VOCÊ CHEGAR:

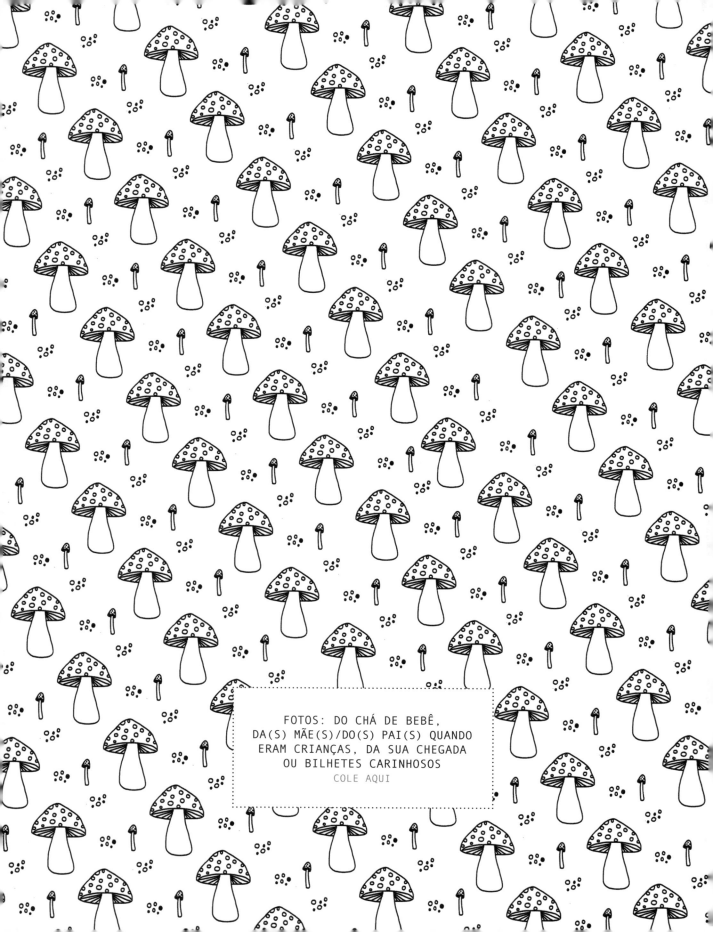

FOTOS: DO CHÁ DE BEBÊ, DA(S) MÃE(S)/DO(S) PAI(S) QUANDO ERAM CRIANÇAS, DA SUA CHEGADA OU BILHETES CARINHOSOS
COLE AQUI

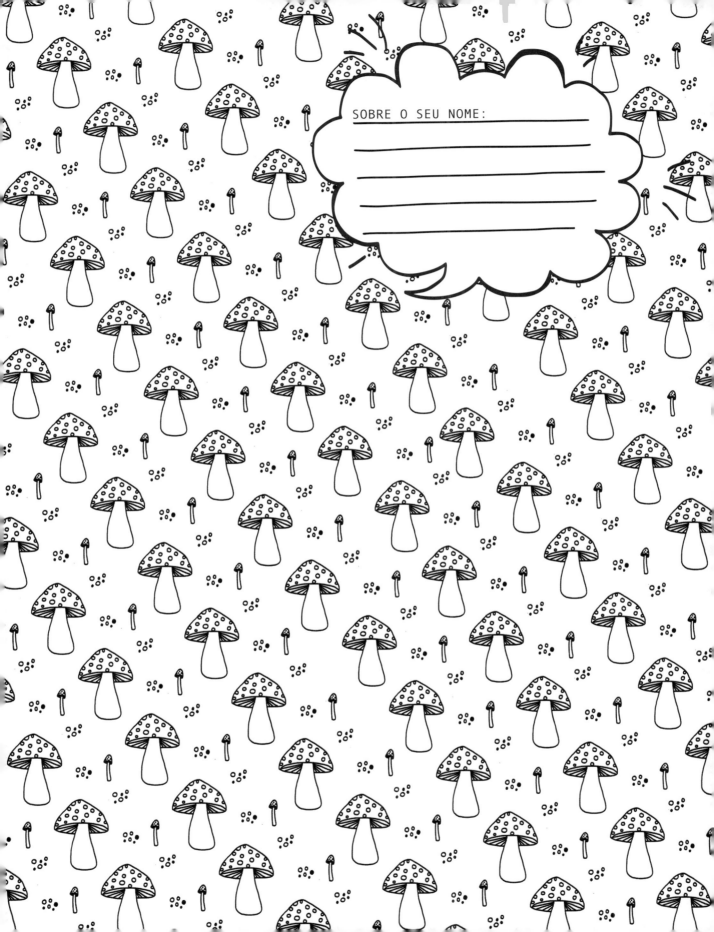

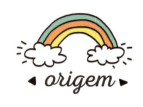

SEUS ANTEPASSADOS:

NÓS:

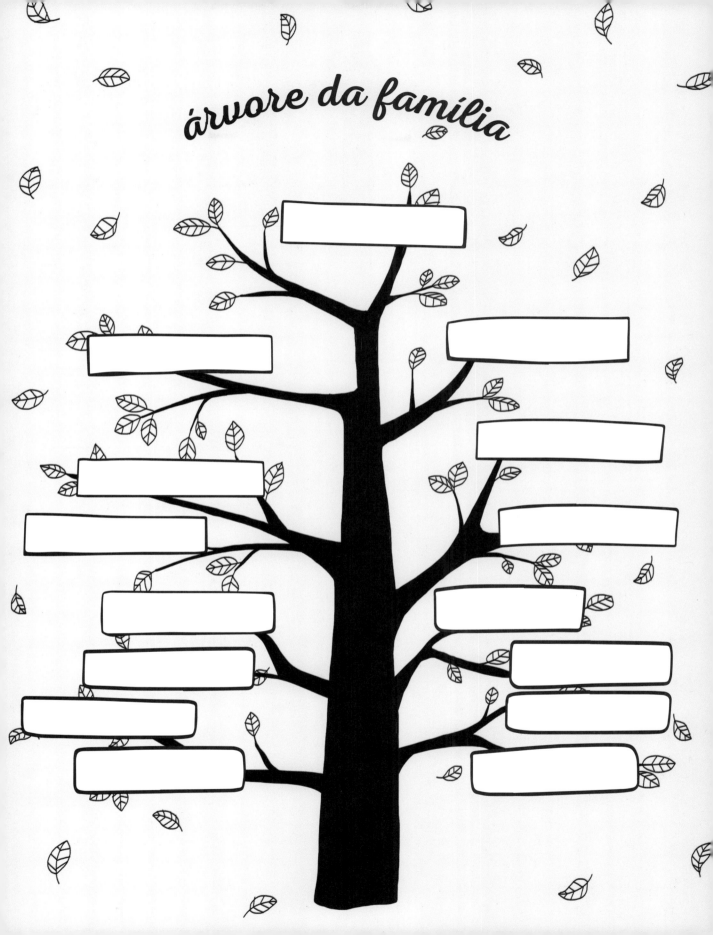

FOTOS SUAS
COLE AQUI

◄ *o dia em que você chegou* ►

_/_/_

_____
_____
_____
_____
_____
_____
_____
_____

MANCHETES DO JORNAL DO DIA:

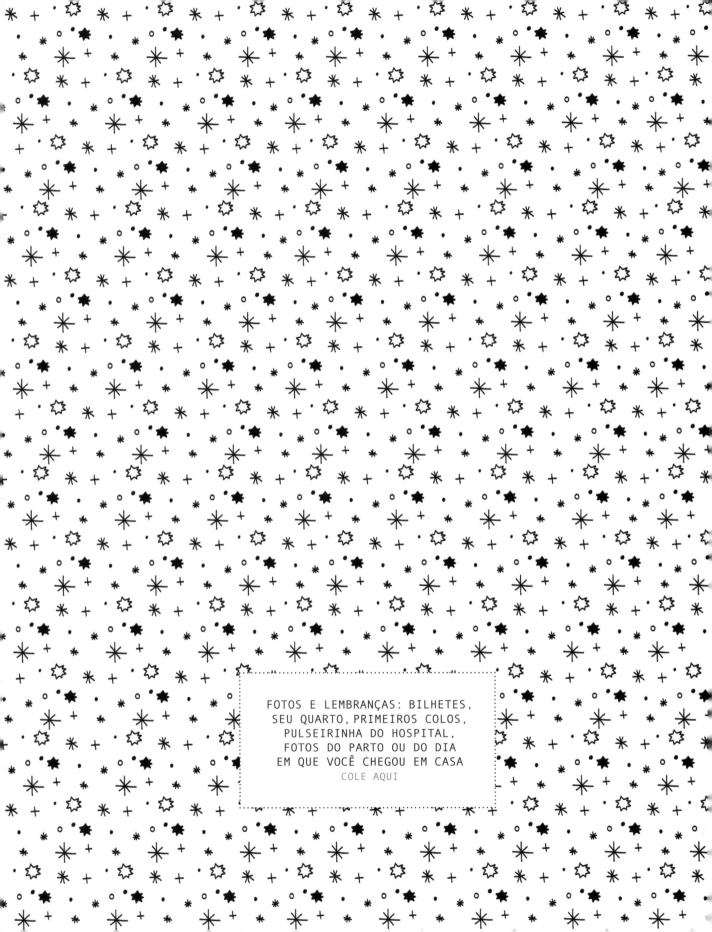

FOTOS E LEMBRANÇAS: BILHETES, SEU QUARTO, PRIMEIROS COLOS, PULSEIRINHA DO HOSPITAL, FOTOS DO PARTO OU DO DIA EM QUE VOCÊ CHEGOU EM CASA
COLE AQUI

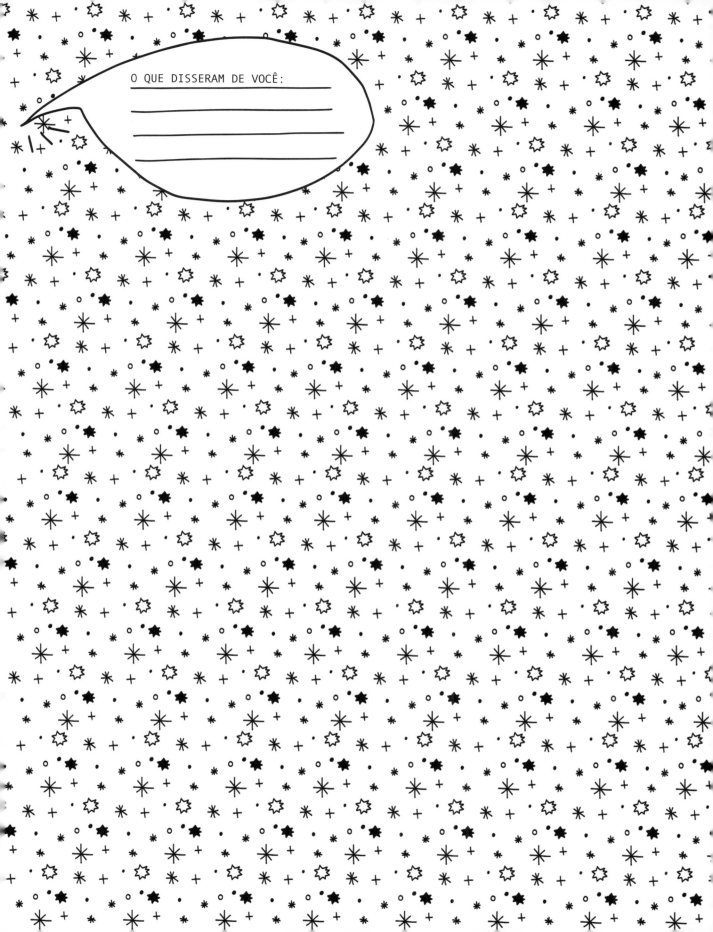

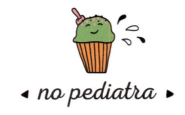

◄ *no pediatra* ►

PRIMEIRA CONSULTA: _____

_____
_____
_____
_____
_____

PESO: _____ TAMANHO: _____

PEDIATRA: _____

```
SEU PEZINHO (SE VOCÊ DEIXAR A GENTE CONTORNAR)
```

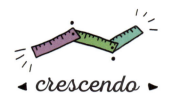

◂ *crescendo* ▸

IDADE: _____   PESO: _____   TAMANHO: _____

_____   _____   _____

_____   _____   _____

_____   _____   _____

_____   _____   _____

_____   _____   _____

_____   _____   _____

FOTO
(SERÁ QUE TEMOS UMA FOTO SUA
NA BALANÇA DO PEDIATRA?)
COLE AQUI

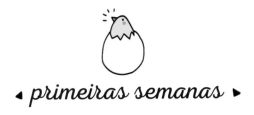

primeiras semanas

SONO:

_____
_____
_____
_____
_____

BANHO:

_____
_____
_____
_____
_____

AMAMENTAÇÃO/ALIMENTAÇÃO:

_____
_____
_____
_____
_____

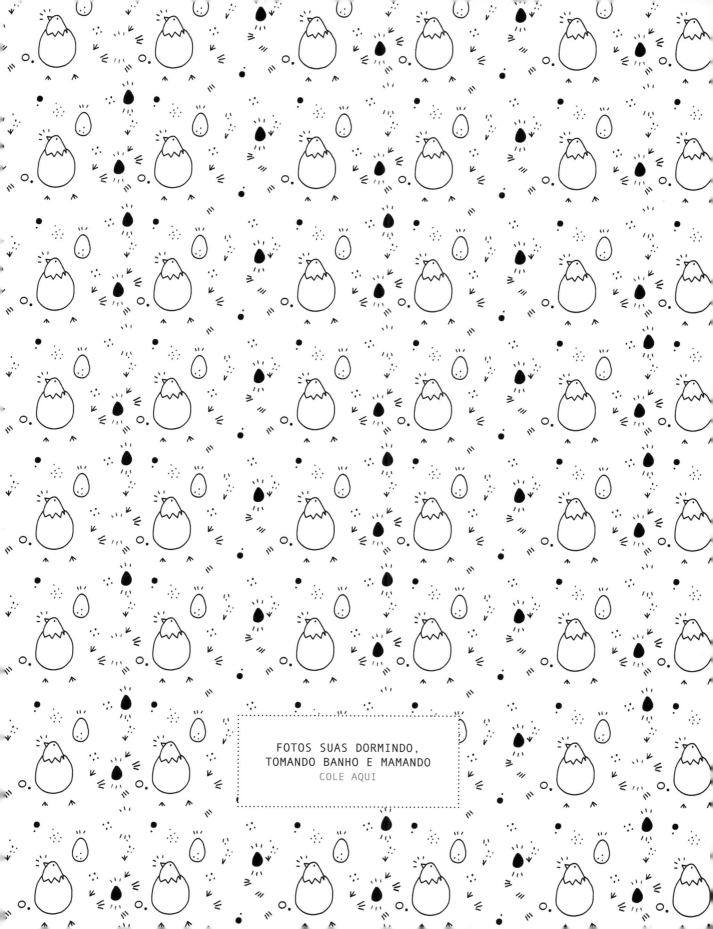

FOTOS SUAS DORMINDO,
TOMANDO BANHO E MAMANDO
COLE AQUI

◄ *irmãos, primos e pets* ►

COMO VOCÊ FOI RECEBIDO(A):

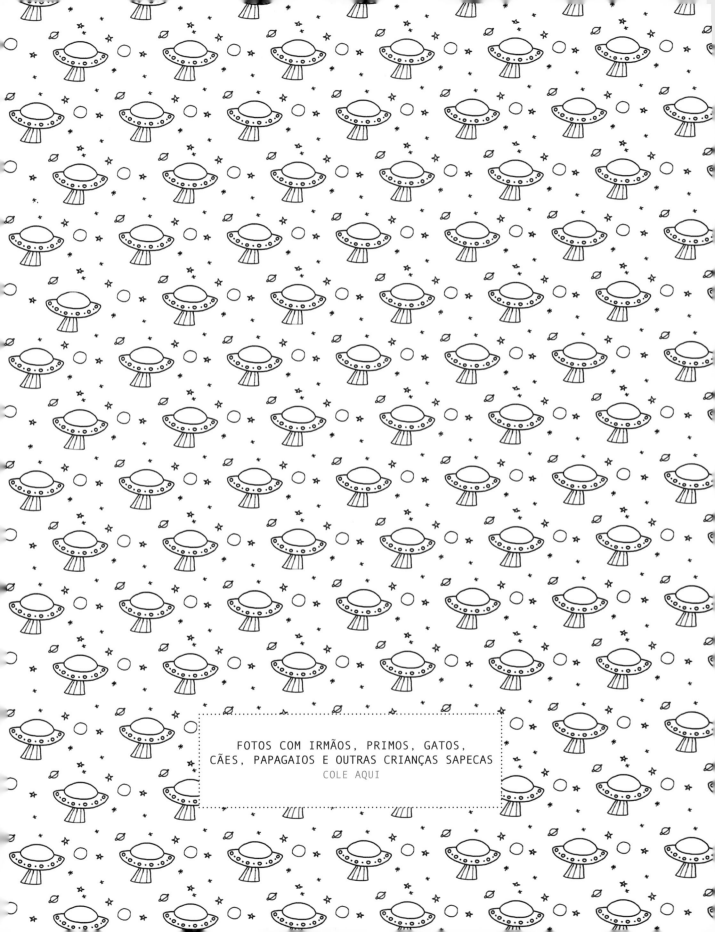

FOTOS COM IRMÃOS, PRIMOS, GATOS,
CÃES, PAPAGAIOS E OUTRAS CRIANÇAS SAPECAS
COLE AQUI

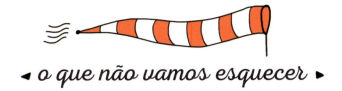

PRIMEIRO SORRISO: _____

_____

_____

_____

PRIMEIRO DENTE: _____

_____

_____

_____

PRIMEIRO PASSEIO: _____

_____

_____

_____

PRIMEIRA VEZ QUE VOCÊ NADOU: _____

_____

_____

_____

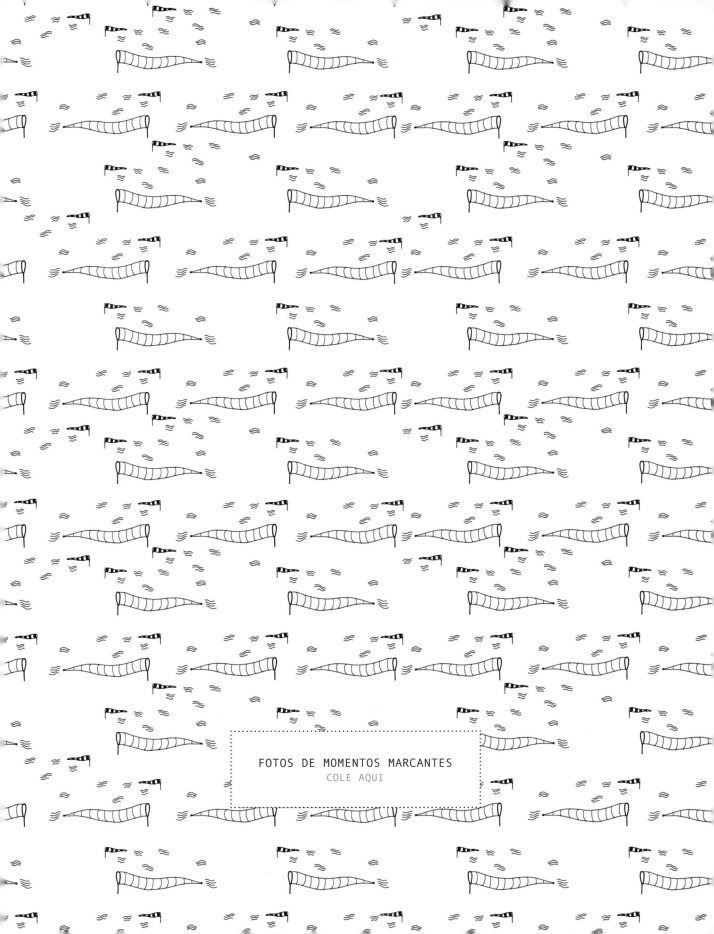

FOTOS DE MOMENTOS MARCANTES
COLE AQUI

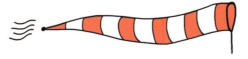

o que não vamos esquecer

PRIMEIROS AMIGOS: _____
_____
_____
_____
_____

PRIMEIRA VEZ DORMINDO SEM A GENTE: _____
_____
_____
_____
_____
_____

SENTOU: ENGATINHOU: FICOU EM PÉ: ANDOU:

_/_/_   _/_/_   _/_/_   _/_/_

```
FOTO SUA COM CAMISETA DE TIME, DE
BANDA, COM O NOSSO ANIMAL DE ESTIMAÇÃO
OU IMAGEM DO NOSSO PERSONAGEM PREFERIDO
COLE AQUI
```

PAIXÃO QUE VOCÊ HERDOU DE NÓS:

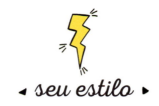

seu estilo

BRINQUEDO QUE NÃO QUER LARGAR:
_____
_____
_____

COLO PREFERIDO:
_____
_____
_____
_____

MÚSICA QUE FAZ VOCÊ SORRIR:
_____
_____
_____
_____

PASSEIO PREDILETO:
_____
_____
_____
_____

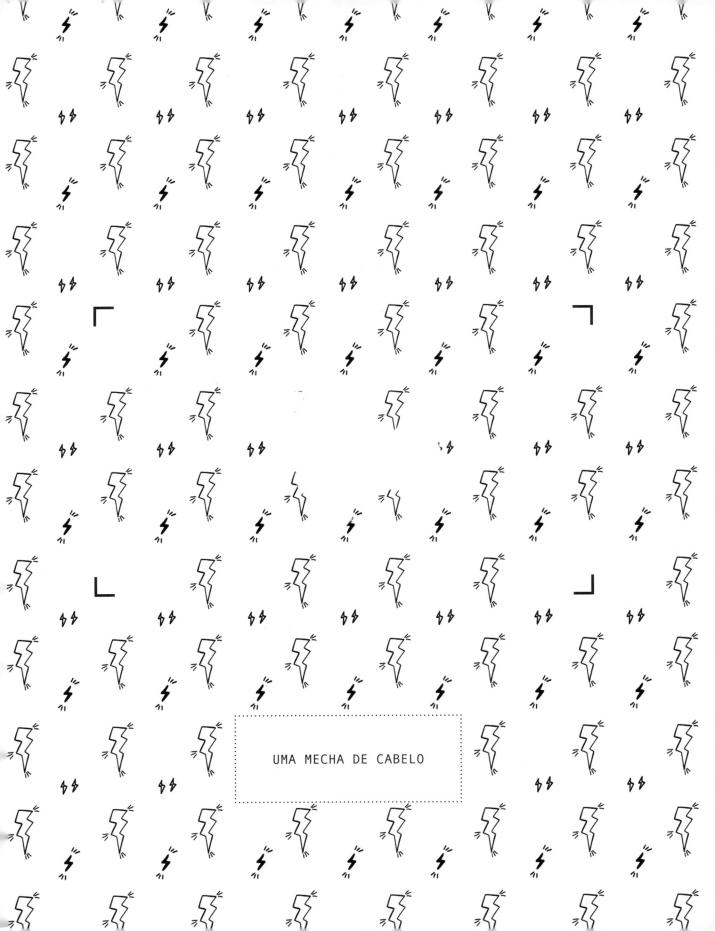

UMA MECHA DE CABELO

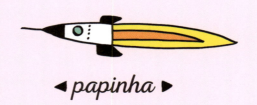

◄ *papinha* ►

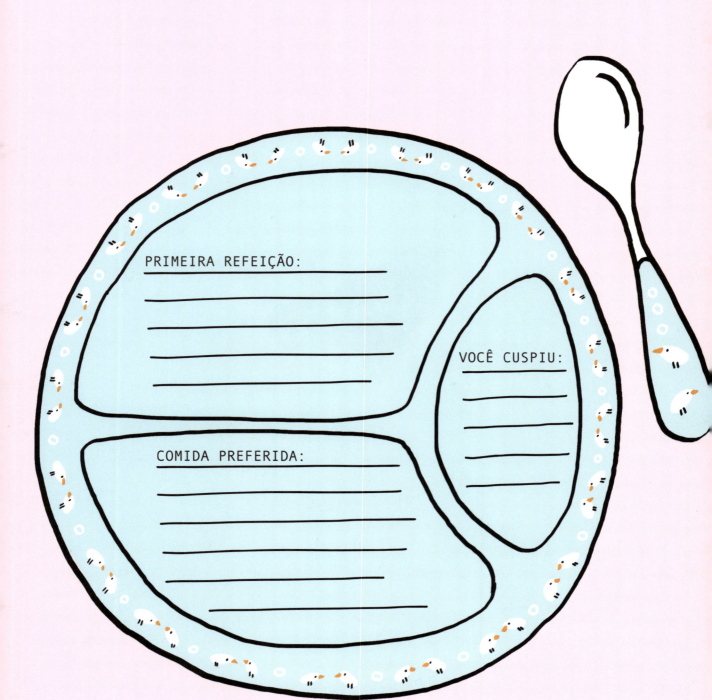

PRIMEIRA REFEIÇÃO:

VOCÊ CUSPIU:

COMIDA PREFERIDA:

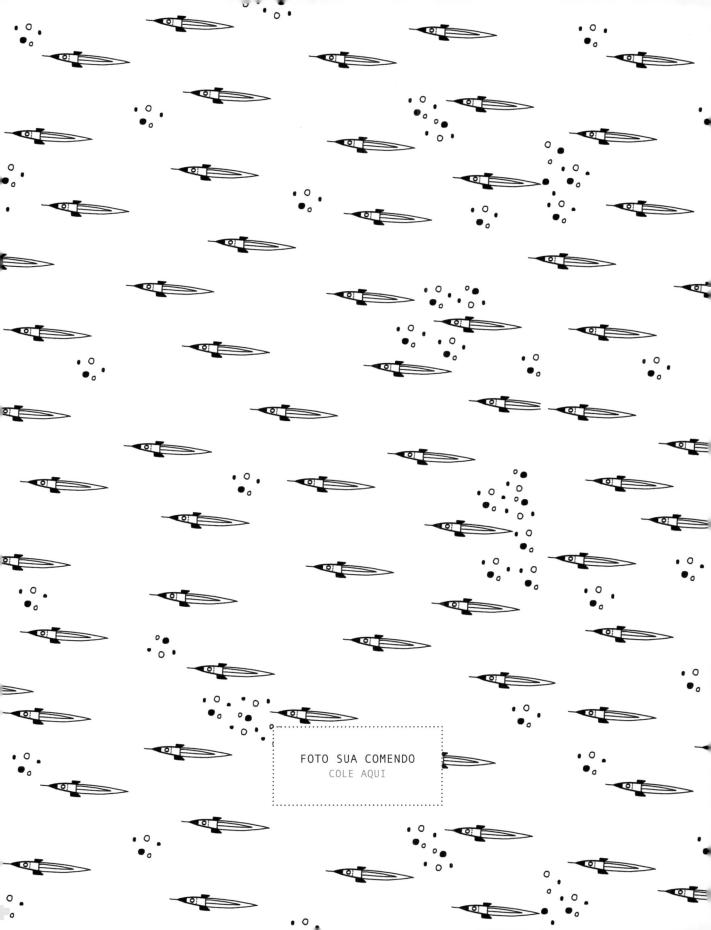

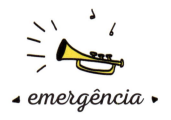

emergência

TOMBO E MACHUCADO: _____
_____
_____
_____

PROBLEMA QUE NOS TIROU O SONO: _____
_____
_____
_____
_____
_____
_____
_____
_____
_____
_____
_____

◄ *suas traquinagens* ►

A MAIOR TRAVESSURA DE TODAS:

FOTO SUA BAGUNÇANDO
(OU A PRIMEIRA SELFIE)
COLE AQUI

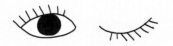

◄ *primeiras palavras* ►

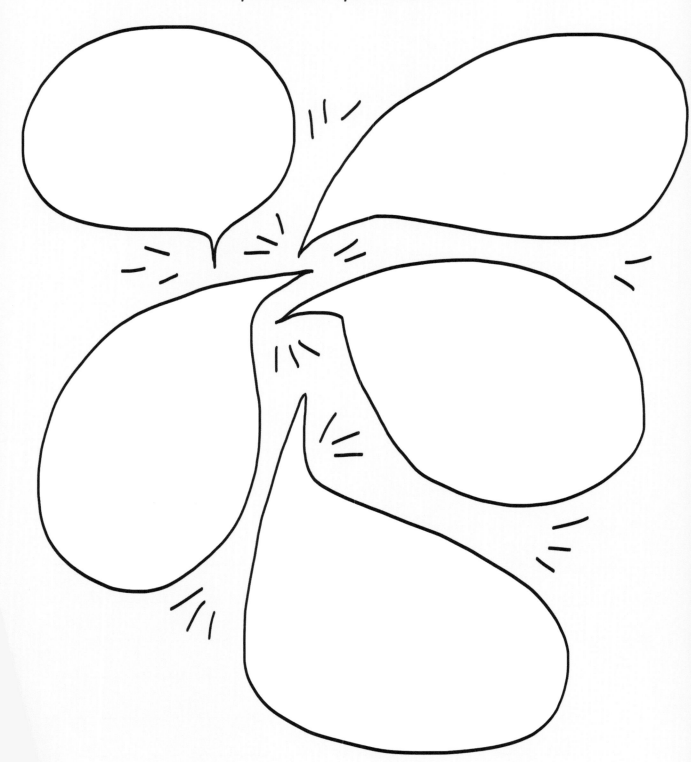

CONTORNO DA SUA MÃO (SE VOCÊ CONSEGUIR NÃO SE MEXER)

SUAS FOFURICES:

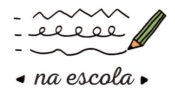

◀ na escola ▶

PRIMEIRA ESCOLA:

COMO FORAM SEUS PRIMEIROS DIAS:

DEPOIS QUE VOCÊ SE ADAPTOU:

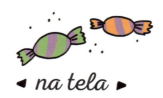

◀ *na tela* ▶

O PRIMEIRO FILME A QUE VOCÊ ASSISTIU NO CINEMA: _____
_____
_____
_____
_____
_____

DESENHOS, VÍDEOS E FILMES DE QUE VOCÊ GOSTA: _____
_____
_____
_____
_____

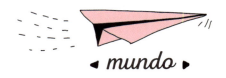

◀ *mundo* ▶

PRIMEIRA VIAGEM: _____
_____
_____
_____
_____
_____

FOTOS DA VIAGEM
COLE AQUI

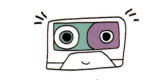

a nossa vida até aqui

SOBRE AMOR E APRENDIZADOS:

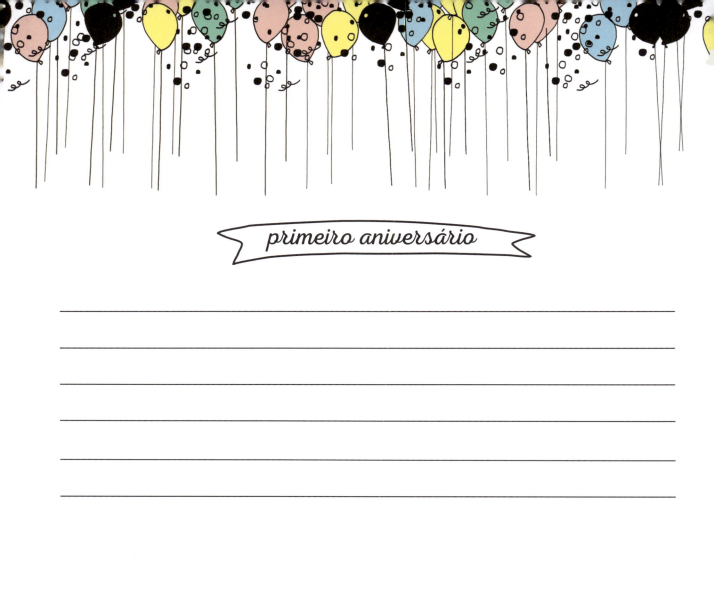

primeiro aniversário

_____
_____
_____
_____
_____
_____

CONVITE DA FESTA (FAÇA UM
IMPRESSO, VALE A PENA!)
COLE AQUI

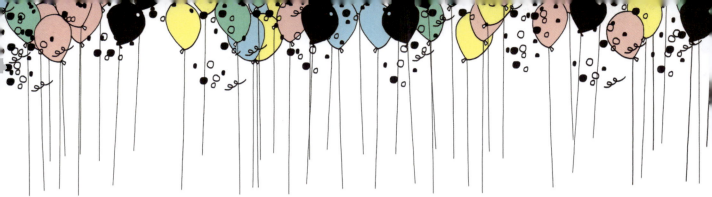

FOTOS DO SEU PARABÉNS
COLE AQUI

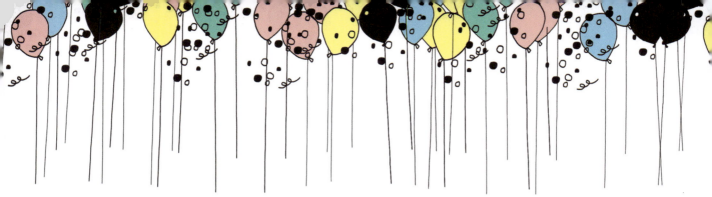

FOTOS DO SEU ANIVERSÁRIO
COLE AQUI

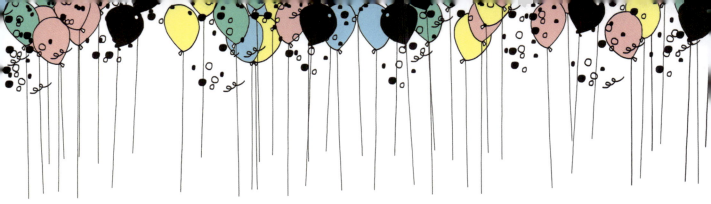

2
◀ anos com você ▶

COMIDA FAVORITA:
_____
_____

LIVRO PREFERIDO:
_____
_____
_____

COR PREDILETA:
_____
_____
_____

BRINQUEDO QUE NÃO LARGA:
_____
_____
_____

SUAS GRACINHAS:
_____
_____
_____
_____

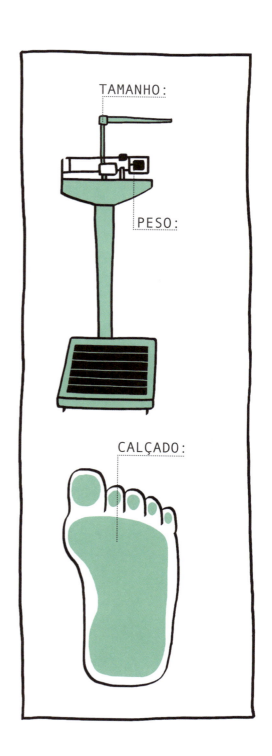

TAMANHO:

PESO:

CALÇADO:

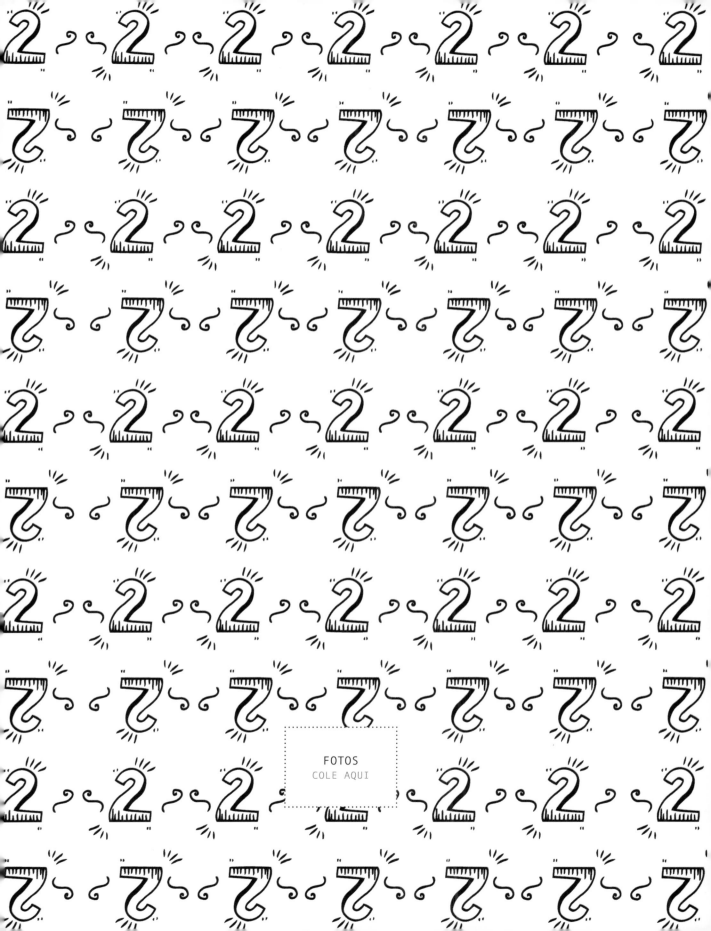

3
◂ *anos com você* ▸

COMIDA FAVORITA:
_____
_____

LIVRO PREFERIDO:
_____
_____
_____

VOCÊ EM TRÊS PALAVRAS:
_____
_____
_____

FANTASIA PREFERIDA:
_____
_____
_____

SUAS ARTES:
_____
_____
_____

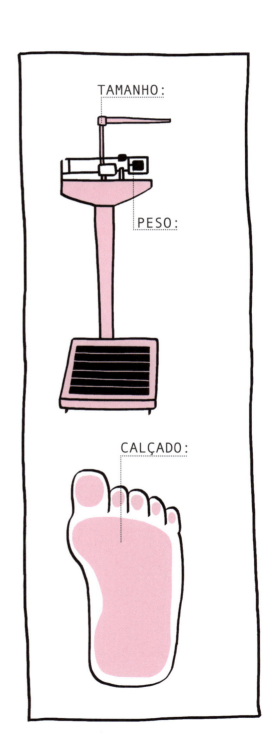

TAMANHO:

PESO:

CALÇADO:

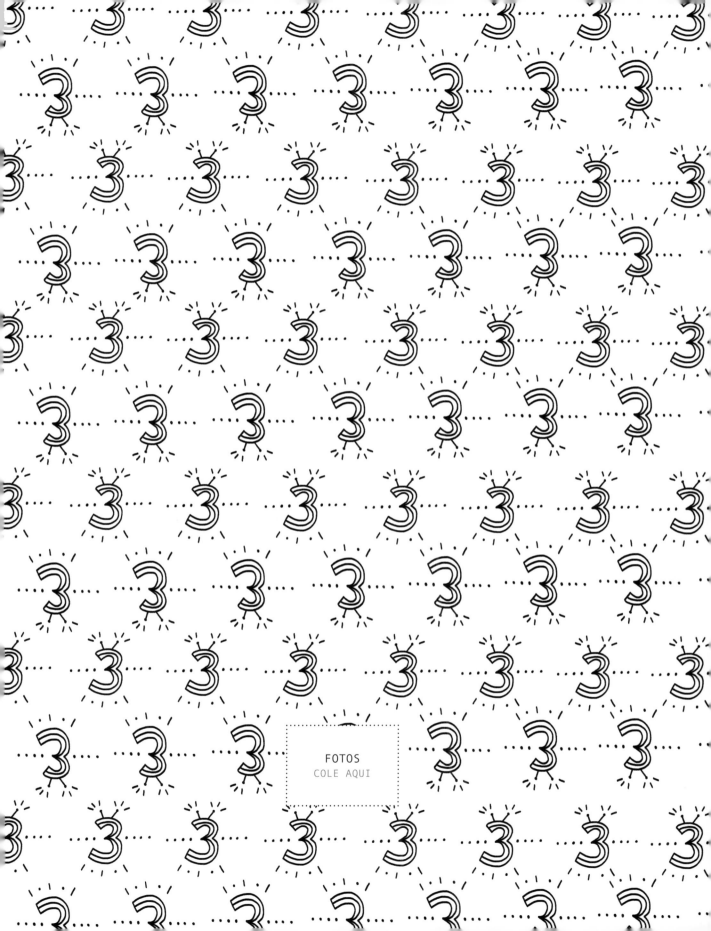

FOTOS
COLE AQUI

4
◄ *anos com você* ►

COMIDA FAVORITA:
_____
_____

LIVRO PREFERIDO:
_____
_____
_____

JÁ FAZ SEM PRECISAR DE AJUDA:
_____
_____
_____

BRINCADEIRA PREFERIDA:
_____
_____
_____

A MÚSICA DE QUE VOCÊ MAIS GOSTA:
_____
_____
_____

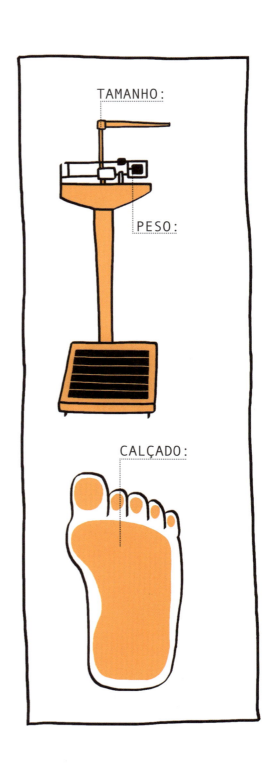

TAMANHO:

PESO:

CALÇADO:

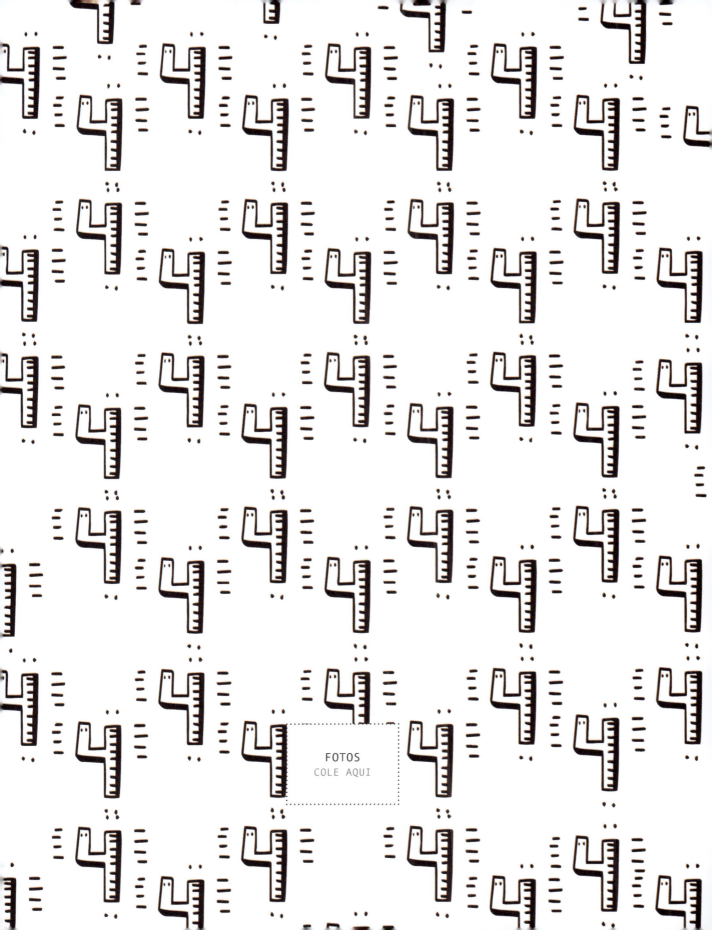
FOTOS COLE AQUI

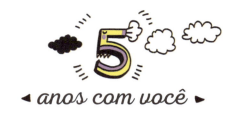

◀ *anos com você* ▶

COMIDA FAVORITA:
_____
_____

LIVRO PREFERIDO:
_____
_____
_____

JOGO QUE VOCÊ MAIS CURTE:
_____
_____
_____

SEUS MELHORES AMIGOS:
_____
_____

O QUE VOCÊ QUER SER QUANDO CRESCER:
_____
_____
_____

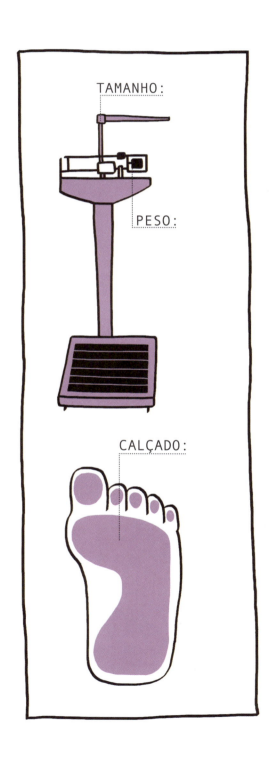

TAMANHO:

PESO:

CALÇADO:

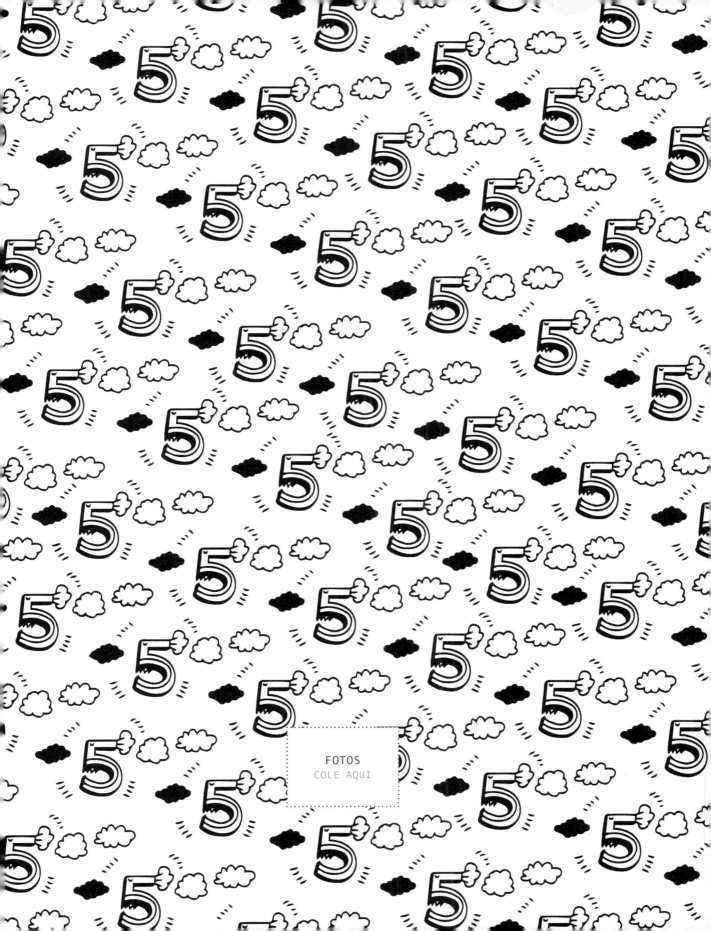

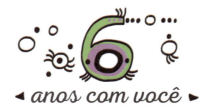

◀ anos com você ▶

COMIDA FAVORITA:
_____
_____

LIVRO PREFERIDO:
_____
_____
_____

FILME QUE VOCÊ AMA:
_____
_____
_____

MELHOR PASSEIO:
_____
_____
_____

SEU JOGO PREDILETO:
_____
_____
_____

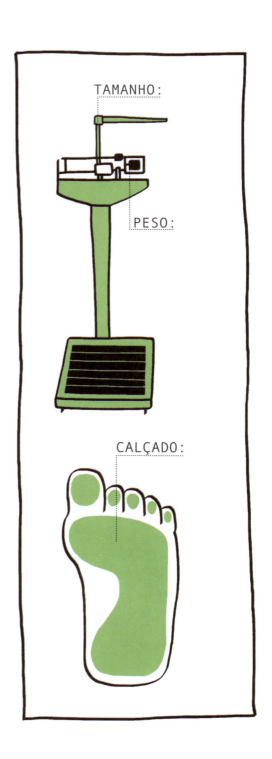

TAMANHO:

PESO:

CALÇADO:

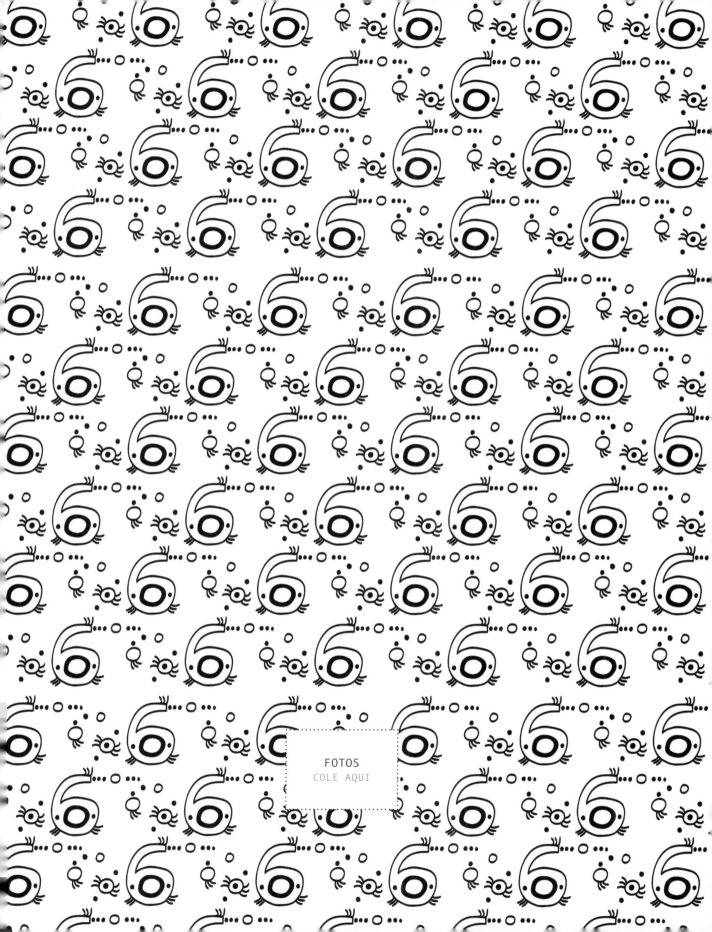
FOTOS COLE AQUI

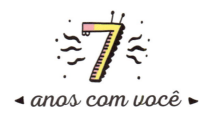

◄ *anos com você* ►

COMIDA FAVORITA:
_____
_____

LIVRO PREFERIDO:
_____
_____
_____

VOCÊ E OS GADGETS:
_____
_____
_____

INSTRUMENTO MUSICAL QUE VOCÊ CURTE:
_____
_____
_____

VIAGEM DE QUE VOCÊ MAIS GOSTA:
_____
_____
_____

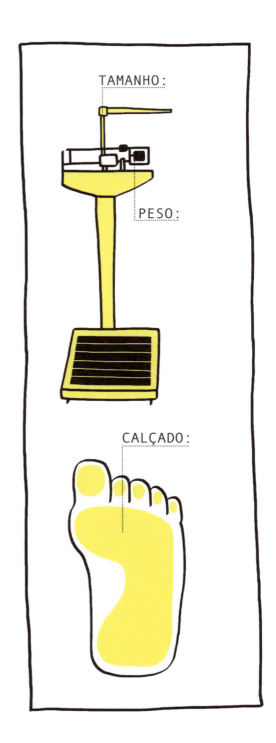

TAMANHO:

PESO:

CALÇADO:

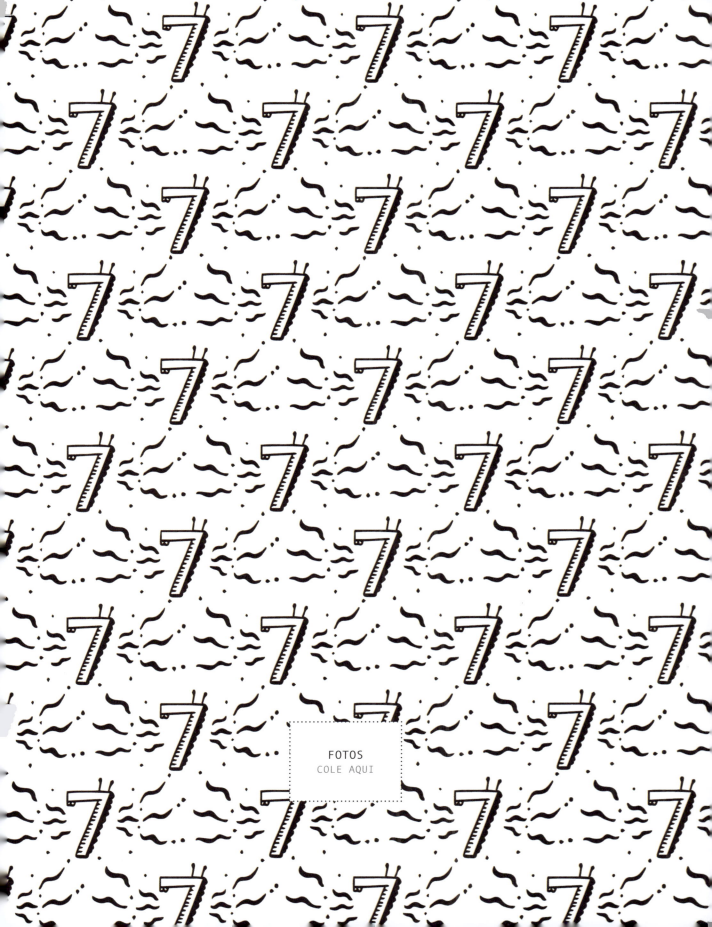

FOTOS
COLE AQUI

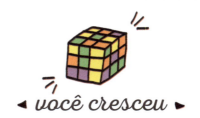

◄ você cresceu ►

NÃO PODEMOS DEIXAR DE REGISTRAR:
_____
_____
_____
_____
_____
_____
_____
_____
_____
_____
_____
_____
_____
_____
_____
_____
_____
_____

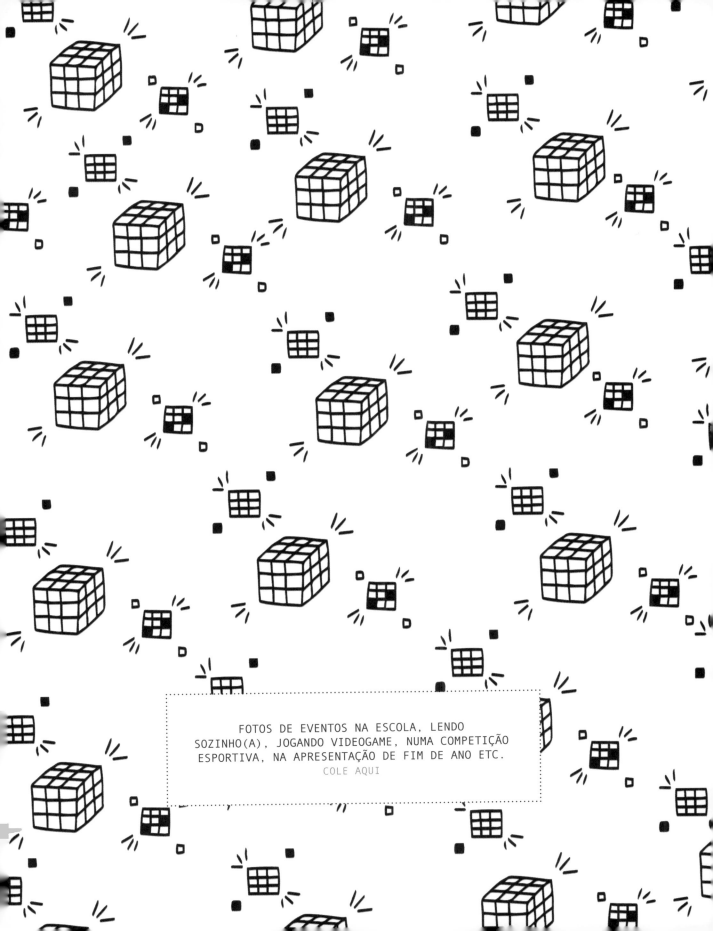

FOTOS DE EVENTOS NA ESCOLA, LENDO SOZINHO(A), JOGANDO VIDEOGAME, NUMA COMPETIÇÃO ESPORTIVA, NA APRESENTAÇÃO DE FIM DE ANO ETC.
COLE AQUI

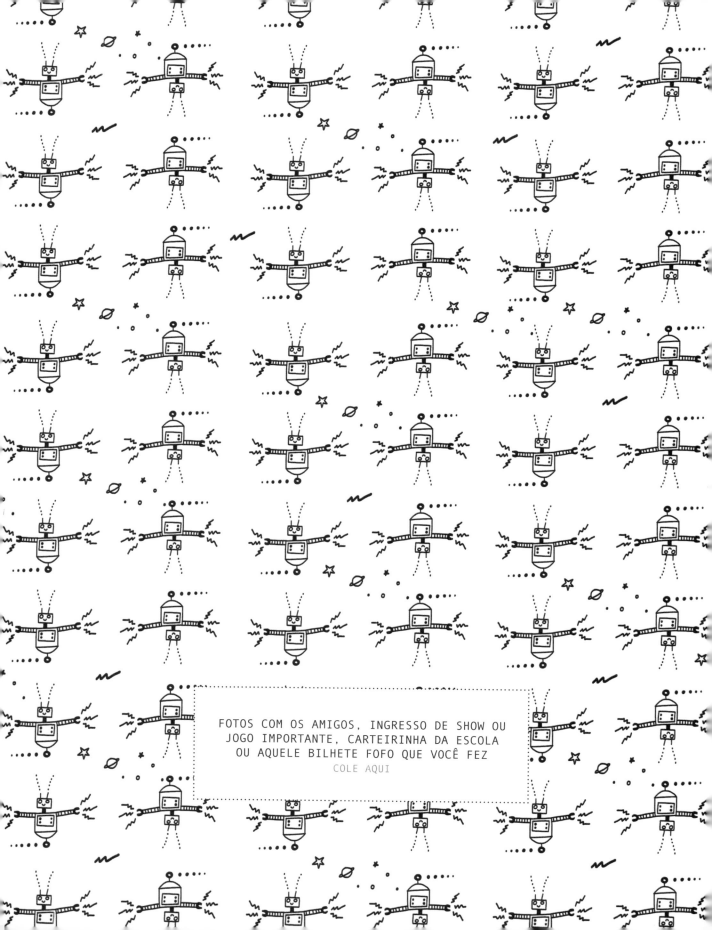

FOTOS COM OS AMIGOS, INGRESSO DE SHOW OU JOGO IMPORTANTE, CARTEIRINHA DA ESCOLA OU AQUELE BILHETE FOFO QUE VOCÊ FEZ
COLE AQUI

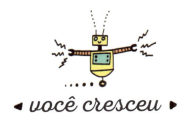

GOSTARÍAMOS DE ENCERRAR ESTE LIVRO DIZENDO:

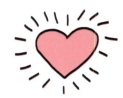

As autoras

JULIA BOCK é produtora, mãe e apegada ao cabelinho loiro que os pais guardaram em seu livro do bebê.

LIA BOCK é jornalista, mãe e deixou um bilhete para os pais quando ficou menstruada (está guardado em seu livro do bebê).

VANINA BATISTA é designer, mãe e fez de um caderno o livro do bebê de suas filhas (porque ainda não existia este aqui).

Copyright © 2018 by Julia Bock, Lia Bock e Vanina Batista

O selo Fontanar foi licenciado pela Editora Schwarcz S.A.

Grafia atualizada segundo o Acordo Ortográfico da Língua Portuguesa de 1990, que entrou em vigor no Brasil em 2009.

ILUSTRAÇÕES DE CAPA E MIOLO Veridiana Scarpelli
LETTERING DA CAPA Vanina Batista
REVISÃO Dan Duplat e Clara Diament

Dados Internacionais de Catalogação na Publicação (CIP)
(Câmara Brasileira do Livro, SP, Brasil)

Bock, Julia
  Meu primeiro livro / Julia Bock, Lia Bock e Vanina Batista ; [ilustrações Veridiana Scarpelli]. — 1ª ed. — São Paulo : Fontanar, 2018.

  ISBN 978-85-8439-113-4

  1. Livros de recordações 2. Livros do bebê 3. Livros-presente I. Bock, Lia. II. Batista, Vanina. III. Título.

18-14200   CDD-802

Índice para catálogo sistemático:
1. Livros-presente 802

3ª reimpressão

[2021]
Todos os direitos desta edição
reservados à
EDITORA SCHWARCZ S.A.
Rua Bandeira Paulista, 702, cj. 32
04532-002 — São Paulo — SP
Telefone: (11) 3707-3500
www.facebook.com.br/Fontanar.br

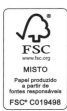

A marca FSC® é a garantia de que a madeira utilizada na fabricação do papel deste livro provém de florestas que foram gerenciadas de maneira ambientalmente correta, socialmente justa e economicamente viável, além de outras fontes de origem controlada.

Esta obra foi composta por Vanina Batista em Andale Mono
e impressa pela Geográfica em papel Alta Alvura da Suzano S.A.
para a Editora Schwarcz em junho de 2021

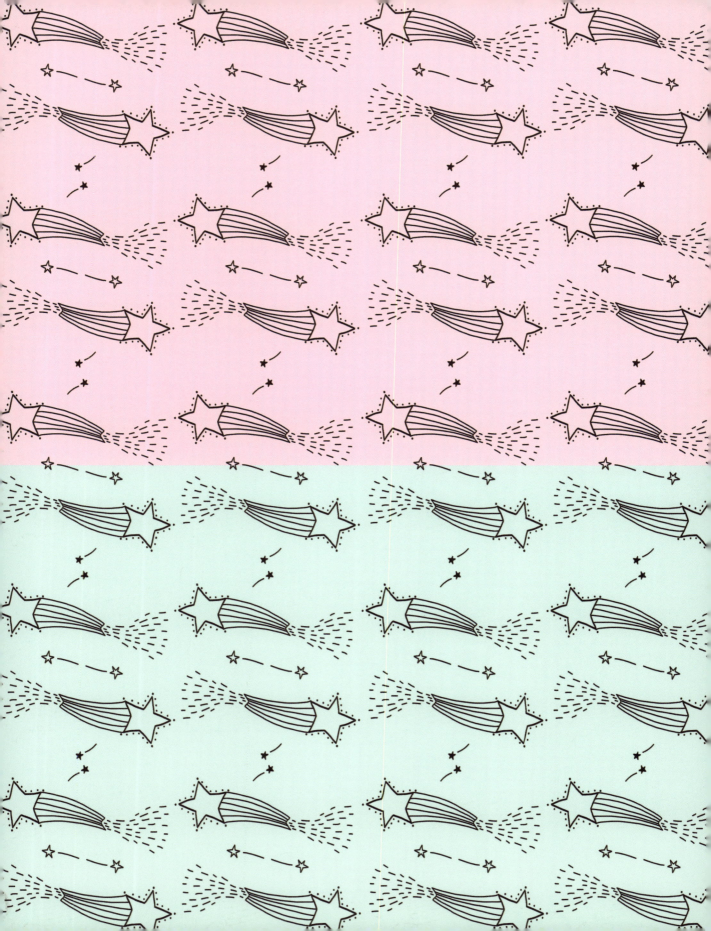